Nimisha Srivastava
M.K. Sunil
Rohit Sharma

MEDICINA DENTÁRIA BASEADA EM PROVAS

Nimisha Srivastava
M.K. Sunil
Rohit Sharma

MEDICINA DENTÁRIA BASEADA EM PROVAS

Ligar a ciência à prática

SciênciaScripts

Imprint

Any brand names and product names mentioned in this book are subject to trademark, brand or patent protection and are trademarks or registered trademarks of their respective holders. The use of brand names, product names, common names, trade names, product descriptions etc. even without a particular marking in this work is in no way to be construed to mean that such names may be regarded as unrestricted in respect of trademark and brand protection legislation and could thus be used by anyone.

Cover image: www.ingimage.com

This book is a translation from the original published under ISBN 978-3-330-03054-1.

Publisher:
Sciencia Scripts
is a trademark of
Dodo Books Indian Ocean Ltd. and OmniScriptum S.R.L publishing group

120 High Road, East Finchley, London, N2 9ED, United Kingdom
Str. Armeneasca 28/1, office 1, Chisinau MD-2012, Republic of Moldova, Europe
Managing Directors: Ieva Konstantinova, Victoria Ursu
info@omniscriptum.com

Printed at: see last page
ISBN: 978-620-3-32585-0

<u>**RECONHECIMENTO**</u>

Sem o reconhecimento das grandes pessoas que me apoiaram, este trabalho não teria a importância que merece. Assim, para começar, gostaria de agradecer ao Todo-Poderoso generoso e liberal que me criou para que eu pudesse chegar onde estou hoje, por me ter dado força para revirar todas as pedras colocadas no meu caminho. Os meus agradecimentos ao Dr. B.S. Tomar (Presidente, NIMS) por me ter proporcionado a oportunidade certa nesta universidade para realizar este estudo. Gostaria de começar por agradecer ao meu respeitado orientador, Prof. (Dr.) M K Sunil, Diretor da Faculdade de Medicina Dentária do NIMS. Estou-lhe grato pelos conselhos que me deu e por ter respondido prontamente às minhas perguntas e dúvidas. O meu sentimento de gratidão para com ele durará toda a vida. Expresso a minha mais profunda gratidão ao Dr. Rohit Sharma, Chefe de Departamento e Professor do Departamento de Medicina Oral e Radiologia, pelos seus profundos conhecimentos, compreensão da matéria, atitude paternal e encorajamento constante ao longo do meu trabalho de dissertação. Expresso os meus sinceros agradecimentos à Dra. Falaknaz Khan, Professora Sénior, ao Dr. Beer Singh, Professor Sénior, à Dra. Sumera Saleem, Leitora, ao Dr. Harshdeep Dhaliwal, Leitor, e ao Dr. Sahil Mangu, Professor, do Departamento de Medicina Oral e Radiologia da Faculdade de Medicina Dentária NIMS, Jaipur. Os meus pais foram os meus primeiros modelos e incutiram em mim o carácter fundamental da aprendizagem, mostrando-me a alegria da busca intelectual desde criança. Estou profundamente grato ao meu irmão mais novo, Manas Srivastava, por me ter sempre motivado ao longo do meu trabalho. Gostaria de expressar o meu amor e os meus cumprimentos ao Dr. Harshit Srivastava por ter estado sempre presente da forma mais positiva. Agradeço sinceramente aos meus superiores, Dr. Sukanya Bhardwaj e Dr. Sunil Kumar, bem como aos meus colegas, Dr. Pawan Sharma e Dr. Bhoomi, pelo seu encorajamento e compreensão durante este trabalho. Expresso a minha gratidão a todos os que, direta ou indiretamente, prestaram a sua estimada colaboração, o que me permitiu concluir esta dissertação sobre a biblioteca.

Dr. NIMISHA SRIVASTAVA

1

<u>**ABREVIATURAS**</u>

EBD	Evidence- Based Dentistry
ADA	American Dental Association
EBP	Evidence- Based Practice
MA	Meta- Analysis
SRs	Systematic Reviews
RCTs	Randomized Control Trials
EBM	Evidence- Based Medicine
HSR	Health Services Research
UG	Under- Graduate
PG	Post- Graduate
NA	Not Applicable
PICOS	Patient/ Population, Intervention, Comparison, Outcome, types of Studies
MeSH	Medical Subheading
CDSR	Cochrane Database of Systematic Reviews
DARE	Database of Abstracts of Review of Effects
CINHAL	Cumulative Index to Nursing and Allied Literature
TMJ	Temporomandibular joint
CASP	Critical Appraisal Skills Programme
EHRs	Electronic Health Records
CDSS	Clinical Decision Support Systems

CONTEÚDO

Estamos atualmente na era caracterizada pela informação, inovação e mudança constante. Todos os anos, há um aumento significativo na quantidade de artigos de investigação publicados na área da medicina dentária. Os clínicos são obrigados a basear as suas decisões na melhor evidência de investigação disponível, avaliando criticamente e incorporando evidência científica sólida na prática clínica diária1. A dificuldade dos clínicos em manterem-se actualizados pode ser facilitada pela integração de competências básicas da Medicina Dentária Baseada em Evidências (EBD), tais como a capacidade de identificar e avaliar criticamente as evidências na prática diária2. Verificou-se que apenas 10% dos cuidados dentários se baseiam em investigação validada3. Poderão ser necessários 17 a 20 anos para implementar os conhecimentos baseados na investigação nos cuidados aos doentes4. Existem numerosas provocações no que diz respeito à implementação das provas mais actualizadas na prática. Os principais obstáculos à tomada de decisões baseadas em provas incluem a falta de tempo, de conhecimentos ou de confiança para efetuar pesquisas exaustivas e avaliar a literatura científica. Para além disso, a procura de provas de elevada qualidade é considerada complicada, avassaladora e morosa[5,6]. Os cuidados baseados na evidência - uma integração da melhor evidência, juntamente com as preferências do doente e o julgamento clínico numa decisão de tratamento - são atualmente considerados o "padrão de ouro" na prestação de cuidados de saúde7. De acordo com a ADA, a EBD é um método de prestação de cuidados de saúde oral que envolve a avaliação de provas científicas, considerando o historial médico e a condição oral do paciente, e incorporando o julgamento clínico do dentista e as necessidades de tratamento do paciente. O EBD reduz o impacto das próprias deficiências, assegura que o paciente recebe a melhor decisão clínica e faz uma melhor utilização dos recursos disponíveis. O objetivo da EBD é capacitar os clínicos para fornecerem o melhor tratamento contemporâneo8. A EBD consiste essencialmente em analisar e avaliar o que se está a fazer cientificamente e em combinar esse conhecimento com a própria experiência e discernimento. A otimização da informação disponível para os clínicos e os doentes, bem como a aproximação entre a investigação e a prática clínica dentária, estão a tornar-se cada vez mais importantes. Como prestadores de cuidados de saúde, é importante que os médicos e os dentistas ofereçam os melhores cuidados possíveis aos seus pacientes. Isto requer não só uma base educacional sólida, mas também uma boa fonte das melhores evidências actuais para apoiar as suas recomendações de tratamento[9]. Para o fazer com sucesso, certas competências têm de ser obviamente adquiridas, sendo a intenção da EBD fornecer melhor informação ao clínico, melhorar o tratamento do doente e, consequentemente, aumentar a reputação da profissão[10].

A chave para encontrar Evidências é começar com uma questão clínica bem construída e direcionada[11]. Em muitos países, tem havido uma preocupação crescente com a utilização da Prática Baseada em Evidências (PBE) nos cuidados de saúde oral[12]. Encontrar a melhor evidência, analisá-la criticamente e combiná-la com a experiência e o conhecimento do profissional são partes dos cuidados de saúde oral baseados na evidência. Por conseguinte, é imperativo que os educadores, estudantes e profissionais de medicina dentária compreendam as incertezas associadas à evidência científica, os métodos utilizados para recolher e avaliar dados de estudos clínicos e o valor da investigação objetiva como base para a tomada de decisões clínicas[13]. A medicina dentária baseada em evidências é um campo que ensina os investigadores a avaliar criticamente tanto os dados novos como os preexistentes. A análise segue as mesmas ideias e diretrizes fundamentais que regem qualquer investigação metódica: recolha, organização e aplicação de factos ou dados numéricos para tirar conclusões sobre um tópico.

Existe um conceito crescente de prática baseada na evidência que sublinha que a decisão clínica deve ser integrada com a melhor evidência disponível sob a forma de um estudo de investigação bem concebido[14]. O principal objetivo da EBD é colmatar a lacuna entre a prática e a investigação e, assim, melhorar a qualidade dos cuidados de saúde dos doentes e, consequentemente, as suas vidas. De acordo com a ADA, a medicina dentária baseada em provas (EBD) é uma abordagem à tomada de decisões em matéria de cuidados de saúde oral que requer a integração judiciosa da avaliação sistemática de provas científicas clinicamente relevantes relacionadas com a saúde oral e a condição e história médica do doente, juntamente com os conhecimentos clínicos do dentista e as necessidades e preferências do doente[15].

O objetivo da EBD é permitir que os prestadores de cuidados de saúde ofereçam as opções de tratamento mais actualizadas. A incorporação de uma abordagem baseada em provas na prática oferece inúmeras vantagens. Para começar, tem a capacidade de melhorar o nível de cuidados prestados aos doentes e pode proporcionar excelentes níveis de cuidados. Os cursos EBD estão disponíveis online e offline para que os estudantes de medicina dentária possam aprender as competências necessárias em medicina dentária com base nas melhores provas disponíveis.

- Em meados dos anos 70, vários autores começaram a questionar o modelo médico de saúde prevalecente.
- Ivan Illich (1977)[16] argumentou que os serviços de saúde prejudicavam ironicamente a capacidade das pessoas para lidarem com a doença de forma natural, uma vez que confiavam na medicina para fornecer uma solução mágica para todos os problemas de saúde.
- Thomas McKeown (1976)[17] duvidou do papel da medicina no declínio das doenças transmissíveis no Reino Unido. Descobriu que, antes de ser descoberta a causa microbiológica das doenças e antes de ser criado um remédio clínico bem sucedido, a ocorrência e a propagação das doenças transmissíveis registaram uma tendência decrescente.
- Archie Cochrane (1972)[18] desafiou a comunidade médica ao perguntar se muitas intervenções clínicas estavam efetivamente a produzir os resultados desejados. Propôs que era mais provável que os médicos tomassem decisões com base na "opinião médica" do que na sua compreensão da verdade científica.
- Em 1995, Sackett e Rosenberg[19] observaram uma mudança entre os clínicos no sentido de exigirem as melhores provas disponíveis para apoiar as suas escolhas clínicas.
- Embora a investigação clínica tenha recebido um apoio financeiro considerável, a implementação dos resultados da investigação nos cuidados clínicos tem sido subfinanciada (McClone et al. 2001)[20].
- A McMaster Medical School, no Canadá, foi o berço da "aprendizagem para a resolução de problemas", uma abordagem inovadora ao ensino clínico que incentivava os estudantes a pensar de forma criativa na resolução de problemas clínicos. Os estudantes transformaram-se em alunos auto-motivados, assumindo o controlo da sua própria aprendizagem e aplicando o pensamento crítico aos desafios clínicos. Sackett e Rosenberg 1995[19] sugeriram que a aprendizagem baseada em problemas, com a sua ênfase na avaliação a curto e a longo prazo, permite que os estudantes desenvolvam as competências de pensamento crítico necessárias para tomar e justificar decisões clínicas, competências essas que permanecem com eles ao longo das suas carreiras clínicas.

O que é que quer dizer com MBE?

A MBE foi definida como a capacidade de localizar, avaliar criticamente (quanto à sua validade e utilidade) e incorporar na prática clínica um conjunto de provas em rápido crescimento (Sackett e Rosenberg 1995)[19]. A utilização alargada de ensaios clínicos, com o RCT a servir de referência, deu origem a um vasto repositório de dados que podem informar e melhorar a prática médica. No entanto, os médicos questionaram se a EBE está a ser aplicada na "linha da frente" dos cuidados aos doentes[19]. Os médicos identificaram vários obstáculos à implementação da MBE, incluindo a falta de tempo para ler, livros de texto desactualizados e bibliotecas de revistas desorganizadas. No entanto, mesmo as provas de investigação mais sólidas têm de ser integradas nos conhecimentos clínicos para serem eficazes. Nenhuma delas é suficiente por si só[19]. E todas estas coisas ajudaram a criar a EBD.

A Associação Dentária Americana (A.D.A.) define a EBD como "uma abordagem aos cuidados de saúde oral que requer a integração criteriosa de avaliações sistemáticas de provas científicas clinicamente relevantes, relacionadas com a condição e história oral e médica do paciente, com os conhecimentos clínicos do dentista e as necessidades e preferências de tratamento do paciente[21]". A EBD é praticada através da aplicação crítica dos resultados mais pertinentes da investigação pelos dentistas aos cuidados de cada doente. Centra-se principalmente em três áreas-chave: a investigação mais fiável, as competências clínicas do cirurgião dentista e as preferências e necessidades do doente. Quando todos os três são tidos em consideração ao cuidar do doente, então só a EBD está a ser efetivamente praticada. Os prestadores de cuidados de saúde compreendem que o conhecimento diminui com o tempo devido à investigação contínua.

A EBD permite que os dentistas se mantenham actualizados sobre os novos avanços no diagnóstico, prevenção e tratamento de doenças orais, bem como sobre as causas de doenças recentemente identificadas, de modo a melhorar a sua tomada de decisões clínicas. A tendência crescente da sociedade para contestar as coisas tornou necessário fornecer determinadas informações para montar uma defesa adequada quando um dentista é processado. O tratamento neste cenário deve estar em conformidade com as melhores práticas mais recentes, baseadas na investigação e na experiência. Do mesmo modo, os pacientes modernos são cada vez mais exigentes e antecipam o tratamento recomendado da mais elevada qualidade, sublinhando o requisito essencial para uma prática baseada em provas. A EBD não estabelece um padrão de tratamento, nem oferece uma "panaceia universal" à qual os dentistas devam aderir. Originalmente, foi definida por Sackett como o "uso consciente, explícito e judicioso das melhores evidências actuais na tomada de decisões sobre o tratamento de pacientes individuais"[22].

Componentes da EBD

Existem três componentes principais da EBD:

1. Melhor evidência disponível.

2. Conhecimentos especializados e experiência prática do profissional.

3. As prioridades e as escolhas do doente. (Figura 1)[23]

1. **As melhores provas disponíveis** - podem ser obtidas através da pesquisa das melhores investigações científicas disponíveis, o que implica uma revisão sistemática e a análise dos resultados das investigações mais relevantes relacionadas com os procedimentos e tratamentos dentários. As provas estão normalmente disponíveis em ensaios clínicos, SRs, MAs que fornecem dados sobre a eficácia, os benefícios e os riscos de diferentes intervenções dentárias. Estas estão disponíveis sob a forma de hierarquia de provas.

2. **Conhecimentos especializados e experiência prática do médico -** reconhece a importância dos conhecimentos especializados, do discernimento e das competências do médico na tomada de decisões informadas. A capacidade do dentista para interpretar e aplicar as provas disponíveis a cada doente individual é muito importante. Os médicos devem avaliar criticamente as provas, considerando a sua relevância, aplicabilidade e potenciais preconceitos antes de as aplicarem ao doente.

3. **Prioridades e escolhas do doente** - a EBD tem a capacidade de realçar a importância de respeitar os valores, as preferências e as crenças culturais do doente quando se tomam as decisões de tratamento. Isto inclui a discussão de todas as opções disponíveis, potenciais riscos, benefícios e alternativas, bem como a consideração do contributo do doente no processo de tomada de decisões. O doente deve estar bem informado sobre as suas opções de tratamento e deve também participar ativamente na escolha do seu plano de cuidados. Isto assegura que as intervenções escolhidas estão de acordo com as expectativas e o estilo de vida do doente.

Richards D. e Lawrence A. 1998[24], documentaram a forma eficaz de tratamento dos doentes com base em provas de boa qualidade na tomada de decisões clínicas. Referiram que mais de dois milhões de artigos biomédicos são publicados anualmente em cerca de 20.000 revistas e que cerca de 500 revistas estão relacionadas com a medicina dentária, acrescentando assim os problemas da introdução da EBD, bem como as suas vantagens.

Sutherland S. E. 2000[25], descreveu os blocos de construção da EBD. De acordo com a literatura, a prática da medicina dentária tornou-se mais complexa e desafiante. Assim, há necessidade de informação fiável e da revolução eletrónica para permitir que a mudança de paradigma para cuidados de saúde baseados em provas avance rapidamente

Sutherland S.E. 2001[26], documentou a conceção da investigação e os diferentes níveis de provas. Segundo ela, é necessário formular uma pergunta clara e depois procurar provas. O passo seguinte consiste em avaliar criticamente as provas, se tivermos compreendido os conceitos básicos da conceção da investigação clínica, sempre que possível

McGlone P. et al 2001[27], fixou vários desafios nas práticas clínicas da medicina dentária baseada em provas. Destacam a complexidade da mudança de práticas e também identificam barreiras à implementação de mudanças na prática clínica. Mencionaram várias intervenções para mudar a prática profissional, sendo a revisão Cochrane uma delas. É evidente que a simples revisão das últimas provas sobre intervenções dentárias e a consequente circulação de diretrizes clínicas têm um efeito limitado nas práticas de rotina da maioria dos médicos dentistas. É necessária investigação para desvendar o processo de mudança na prática dentária e também para avaliar os mecanismos de apoio que são importantes para alcançar as mudanças que estão a ser defendidas

Goldstein G.R. 2002[28], descreveu a utilização da EBD no domínio da medicina dentária. Os beneficiários finais da EBD são os membros do público, que colherão os frutos de melhores cuidados. A Internet permite que os pacientes, bem como os profissionais, tenham acesso a informações sobre cuidados de saúde. O público não dispõe das ferramentas corretas para avaliar os dados, pelo que tem de confiar nos seus dentistas especializados para ajudar a separar os factos da ficção. Os indivíduos mais beneficiados serão os dentistas e os investigadores.

Healey D. e Lyons K. 2002[29], descreveram que a importância da evidência no ensino e no apoio às decisões clínicas está bem estabelecida nos cuidados de **saúde**, incluindo a medicina dentária. Explicaram a metodologia de pesquisa da EBD, bem como o processo de revisão e avaliação crítica das provas. Os benefícios da prática da EBD são o facto de as decisões de tratamento serem mais fáceis de justificar, especialmente em questões dento-legais, e a satisfação pessoal.

Bauer J. et al 2006[30], referiu que os fundamentos da EBD para o dentista. Segundo eles, a EBD é uma disciplina para o investigador translacional. Acrescentaram que os desenvolvimentos recentes enfatizaram a importância desta disciplina para melhorar os cuidados de saúde e as provas existentes entre dentistas e investigadores quantitativos e qualitativos, facilitados pelo investigador translacional. Utilizando a tomada de decisão partilhada, o dentista e o doente podem chegar a um entendimento mútuo e a um tratamento preferido.

Ballini A. et al 2007[31], analisou a importância da evidência em todos os ramos da medicina no ensino, a fim de orientar os profissionais entre a grande quantidade de informação científica mais atual e apoiar as decisões clínicas. A prática da medicina baseada em provas é um processo de aprendizagem ao longo da vida, auto-orientado e baseado em problemas, que conduz à necessidade de informação clinicamente importante sobre o diagnóstico, o prognóstico, a terapêutica e outras questões clínicas e de cuidados de saúde.

Hannes K. et al 2008[32], efectuaram um estudo qualitativo sobre os obstáculos que muitos países enfrentam na implementação da EBD. Realizaram um estudo qualitativo que explorou os obstáculos que os dentistas flamengos (belgas, de língua neerlandesa) enfrentam na implementação da PBE no trabalho clínico de rotina. Recolheram dados de discussões em grupos de discussão. Participaram 79 dentistas e foram identificadas três categorias principais de obstáculos: parceiros nos cuidados de saúde e área da medicina dentária. Os resultados sugeriram que os educadores devem fornecer competências de comunicação para ajudar na tomada de decisões, abordando as dimensões técnicas da medicina dentária, promover a aprendizagem ao longo da vida e colmatar o fosso entre os académicos e os médicos de clínica geral (dentistas), a fim de criar uma compreensão mútua.

Scarbecz M 2008[33], descreveu os recursos da EBD para os profissionais de medicina dentária. Explicou que a ADA assumiu um papel ativo no apoio a uma abordagem baseada em provas para a prática da medicina dentária. Existem muitos recursos disponíveis na Internet onde estão presentes dados fiáveis. Foram explicadas as metodologias de investigação que constituem a base da EBD.

Moss S. J. 2010[34], documentou no seu artigo sobre o novo paradigma em desenvolvimento da EBD. Existe um grande fosso entre a ciência descoberta e a aplicação clínica. Assim, para prestar os melhores cuidados dentários possíveis, o clínico de hoje tem de se manter atualizado e ter uma forte compreensão do método científico. Os conceitos da EBD ajudam a cortar esse processo, enquanto o nosso julgamento e experiência colectivos continuam a ajudar a orientar as nossas práticas.

Prabhu S. et al 2012[35], realizaram um estudo entre 234 estudantes de pós-graduação da SDC para avaliar o conhecimento, a atitude e as barreiras percebidas em relação à prática da EBD entre os estudantes de pós-graduação indianos. Concluíram que, embora os pós-graduados estejam familiarizados com as fontes da EBD, o seu conhecimento dos termos utilizados na EBD é limitado. Foi observada uma atitude positiva entre os inquiridos em relação à transmissão da EBD na prática clínica, mas ainda existem potenciais barreiras à prática da EBD

Kanduluru A. et al 2013[36], explicou a forma correta de praticar a EBD em clínicas. A prática da medicina dentária apresenta muitos desafios numa base diária, mantendo-se a par dos avanços da medicina dentária. Os dentistas esforçam-se por atingir o mais alto grau, para prestar cuidados de saúde oral de qualidade de forma competente, compassiva e eficaz. Explicaram as diferentes fases da aquisição de conhecimentos especializados para a tomada de decisões profissionais com a ajuda da EBD e afirmaram também que a abordagem baseada em provas é ideal na situação atual

Sigurdsson A. 2013[37], documentou a revisão baseada em evidências sobre a prevenção de traumatismos dentários. Existe um grande buraco no nosso conhecimento baseado em evidências sobre a prevenção de traumatismos dentários. Muitos acreditam que um protetor bucal irá proteger os dentes e até mesmo o cérebro, mas sem um bom estudo de ensaio clínico randomizado, a evidência que apoia essa crença é fraca na melhor das hipóteses. A ênfase deve ser colocada na educação utilizando as formas mais actuais possíveis. Os estudos pedagógicos sobre a melhor forma de abordar esta questão também estão a faltar e seriam muito interessantes

Sohail K e Sabir S 2014[38], analisaram um documento com o objetivo de sensibilizar os médicos dentistas para a medicina dentária baseada em provas, que constitui uma nova mudança de paradigma no domínio da ciência médica. Segundo eles, a EBD é praticada para validar a nossa tomada de decisões dentárias no melhor interesse dos pacientes

Kishore M. et al 2014[39], fez uma revisão sobre a integração dos conhecimentos clínicos em cuidados dentários baseados em provas com investigação sistemática. Explicou que os cuidados baseados na evidência são atualmente considerados como o "padrão de ouro" na prestação de cuidados de saúde em todo o mundo. Acrescentaram que a base da EBD são os relatórios publicados de projectos de investigação que foram analisados sistematicamente em meta-análise, a fonte de decisões baseadas na evidência

Kiriakou J et al 2014[40], são consideradas provas do mais alto nível na avaliação da eficácia das intervenções. Também mencionou que a EBD foi desenvolvida de forma semelhante à MBE para ajudar os clínicos a aplicar resultados de investigação actuais e válidos na sua própria prática clínica. De acordo com eles, existem muitas barreiras na literatura para a implementação da PBE em medicina dentária. A principal mencionada por ele foi a falta de investigação rigorosa nos serviços de saúde. Acrescentaram que a EBP tem mais a ver com a efetividade do que com a eficácia e que influenciará o tipo de investigação que categoriza a investigação dos serviços de saúde, uma vez que envolve o exame da estrutura, do processo e dos resultados dos cuidados. Os autores concluíram que a EBD necessita da RSS para cumprir a promessa que lhe é feita atualmente na profissão.

Dr. Hinton R.J. et al 2015[41], estudou o sucesso na consecução dos objectivos de criação de uma cultura de EBD entre as faculdades, dando-lhes um currículo abrangente de 4 anos em EBD. O corpo docente foi avaliado antes e depois da conclusão da iniciativa. Duas turmas de alunos com formação em EBD e uma turma sem formação em EBD foram avaliadas anualmente. Havia cerca de 100 alunos em cada turma. Os resultados revelaram que os alunos com formação obtiveram melhores resultados em termos de conhecimentos do que os alunos sem formação.

Dhar V. 2016[42], descreveu num artigo que a aceitação nos consultórios dentários tem sido um processo relativamente lento. Explicou que, para oferecer cuidados clínicos aceitáveis e ir ao encontro da crescente consciencialização da população de pacientes, é do interesse dos profissionais adotar a EBD mais cedo do que mais tarde. Não se pode subestimar a importância de proporcionar uma mistura equilibrada de ciência, conhecimentos clínicos e necessidades dos doentes para otimizar os cuidados prestados aos doentes num consultório

Mohindra K. e Nirola A 2016[43], mencionaram os aspectos futuros da EBD sobre a necessidade de provas em medicina dentária. Se um determinado tratamento funcionasse, era utilizado novamente, mas se os resultados fossem decepcionantes, o procedimento era abandonado. Neste contexto, a avaliação dos tratamentos clínicos é difícil, uma vez que é difícil determinar quais os factores que são importantes para o sucesso e quais os que contribuem para o fracasso. Assim, surgiu o conceito de abordagem baseada em provas, que permite tirar conclusões para a prática clínica com base em estudos de investigação sólidos

Afrashtehfar K.I. e Assery M.K. 2017[44], descreveram os conceitos de tradução de conhecimentos e de medicina dentária baseada em provas e descreveram o seu papel e influência no ensino dentário, mencionando possíveis estratégias para incentivar os educadores dentários a criar um ambiente em que os estudantes se tornem aprendizes autónomos.

Madhumala R. 2018[45], mencionou num artigo que a EBD é uma abordagem lógica, de senso comum e orientada para o doente, que não difere do tratamento normal, exceto pelo facto de ter em consideração a singularidade de cada doente e de encontrar o tratamento certo para ele, estudando a literatura autêntica disponível com um cenário de caso semelhante. Os médicos fornecem o tratamento mais eficaz, utilizando os melhores métodos de prevenção e diagnóstico de doenças, tendo em consideração os custos financeiros e os seus conhecimentos. Para a prática da medicina dentária moderna e para a formação dos futuros profissionais de saúde dentária, a EBD constitui um ativo importante. Assim, concluíram que os dentistas precisam de ser capazes de se manter a par dos novos desenvolvimentos no diagnóstico, prevenção e tratamento das doenças orais, bem como das causas de doenças recentemente descobertas.

Sadaf D 2019[46], descreveu que o objetivo da prática baseada em provas é melhorar a qualidade dos cuidados de saúde e também ajuda a tomar a melhor decisão clínica com base na investigação recente e avançada. A EBD é uma integração das melhores provas disponíveis com os conhecimentos clínicos e as necessidades e preferências do doente. Explicou também quais são os obstáculos à tomada de decisões com base na EBD

Wong G. et al 2019[47], estudaram o impacto de um currículo de prática baseada em evidências em licenciados em saúde oral. Um total de doze licenciados participaram em entrevistas semi-estruturadas dos mesmos. Concluíram que a EBP aumentou a sua confiança e capacitou-os para tomar decisões clínicas

Mohammed Z. et al 2020[48] efectuaram um estudo e descreveram um módulo que ajudava todos os estudantes de medicina dentária a aplicar as competências relacionadas com a EBD e a elaborar um relatório baseado em provas. Os estudantes do último ano foram convidados a participar neste módulo. Foi fornecida uma breve descrição dos módulos e, no final do módulo, os estudantes foram convidados a preencher anonimamente o questionário de avaliação do módulo. Concluíram que o módulo EBD incorporado no currículo da UG é eficaz para melhorar os conhecimentos e as competências relacionados com a EBD.

Sellars S. 2020[49], documentou um artigo que menciona as razões pelas quais a EBD ainda não atingiu todo o seu potencial. A fraqueza da evidência produzida é que há mais evidência a ser produzida do que se pode razoavelmente esperar que os dentistas filtrem e apliquem à sua prática. Este problema é exacerbado pela quantidade de dados de investigação desperdiçados, gerados devido ao facto de as questões de investigação não serem adaptadas aos resultados clínicos. E os dentistas são lentos a adotar as ideias da EBD devido à falta de tempo ou de compreensão. Para melhorar esta situação, deve ser feita uma pergunta bem estruturada.

Minja I.K. e Lwoga E.T. 2021[50], analisaram diferentes tipos de estudos sobre a PBE entre dentistas de países de baixo e médio rendimento, onde a sua utilização tem sido considerada limitada. Incluíram os recursos de todas as bases de dados médicas mais relevantes. Incluíram a EBD, bem como os resultados em termos dos seus conhecimentos, atitudes e competências de EBP entre os dentistas. Os autores referiram conhecimentos limitados, uma atitude insatisfatória em relação à BDE e uma prática reduzida da BDE e da utilização de bases de dados de provas científicas. Os autores concluíram que as principais barreiras que restringiram a aplicação da BDE variaram desde a falta de interesse até às limitações infra-estruturais e que também é necessária uma implementação estratégica da BDE nesta região.

Sunil M.P. 2023[51], estudou com o objetivo de analisar a eficácia da compreensão do nível de evidência entre os estudantes de licenciatura da Faculdade de Medicina Dentária de Savitha. Os alunos do segundo ano receberam formação para o efeito. Sugeriram que a formação sobre o nível de evidência foi eficaz entre os estudantes de licenciatura.

Asgari I et al 2023[52], analisaram de forma sistemática a atitude dos estudantes de medicina dentária em relação à medicina dentária baseada em provas no Irão. Analisaram o estado da atitude em relação à EBD entre os estudantes de medicina dentária das universidades do Irão, onde também foi avaliado o efeito da intervenção educativa. Concluíram que, embora os investigadores tenham apresentado boas pontuações nos questionários de atitude, a qualidade dos instrumentos de estudo, os critérios de elegibilidade para recrutar os participantes e o método de avaliação do constructo da atitude devem ser investigados em estudos futuros.

O estudo da EBD equipa os profissionais de medicina dentária com o poder de avaliar cuidadosamente as novas informações e integrar inovações validadas na sua prática. Esta capacidade é essencial para manter elevados padrões de cuidados e garantir que os doentes beneficiam dos mais recentes avanços científicos. A EBD também melhora a tomada de decisões clínicas, fornecendo uma abordagem estruturada para avaliar e aplicar as provas científicas. Esta abordagem metódica engloba a definição de questões clínicas, a recuperação de informações pertinentes, a avaliação do rigor das provas e a integração dos resultados na gestão dos doentes. Esta abordagem metódica reduz a dependência de provas anedóticas e preconceitos pessoais, conduzindo a resultados de tratamento mais consistentes e eficazes. Os tratamentos apoiados em provas sólidas têm maior probabilidade de serem eficazes, reduzindo a necessidade de procedimentos repetidos e minimizando o desperdício de recursos. Ao adotar a EBD, os consultórios dentários podem gerir os seus recursos de forma mais eficiente, beneficiando financeiramente tanto os profissionais como os doentes. O estudo da EBD faz parte integrante do desenvolvimento profissional contínuo. O envolvimento com a investigação atual, a compreensão de novas metodologias e a aplicação de práticas baseadas na evidência fomentam uma cultura de aprendizagem ao longo da vida. Além disso, a EBD desempenha um papel crucial na abordagem de preocupações de saúde pública mais alargadas. Permite que os profissionais de medicina dentária participem em estudos de base populacional, contribuam para as políticas de saúde pública e implementem iniciativas de saúde comunitária.

O processo da medicina dentária baseada em evidências assenta nas capacidades e competências do clínico. O processo inclui os passos **(Fluxograma 2)**[53]:

1. Formulação de uma pergunta clínica pesquisável e bem estruturada.
2. Determinar o nível de provas que melhor responde à pergunta.
3. Procurar as melhores provas disponíveis.
4. Avaliar criticamente as provas quanto à sua validade e utilidade.
5. Aplicação das informações do doente.
6. Avaliar a eficácia da aplicação da EBD num doente.

1. **IDENTIFICAÇÃO DO PROBLEMA CLÍNICO/ CONVERTER A INFORMAÇÃO NUMA PERGUNTA** - precisamos de formular uma pergunta bem estruturada. Na medicina dentária baseada em provas, a fase inicial envolve a formulação de uma pergunta específica relacionada com um problema clínico. A pergunta deve ser relevante para o problema do doente e formulada de forma a apontar para respostas relevantes e exactas[54]. Este é o primeiro passo para obter as provas. A pergunta clínica está estruturada sob a forma de doente/população (P), Intervenção (I), Comparação (C), Resultado (O) e Tipo de Estudos (S) (PICOS). Pode ser mais produtivo desenvolver uma questão clínica bem estruturada e depois pesquisar nas bases de dados actuais para se manter atualizado com a literatura atual[55,56]. Para ser bem estruturada, uma pergunta deve ser capaz de definir os seguintes caracteres:

   - **P** significa população ou doentes de interesse. De acordo com Armstrong[57], P representa os doentes que pertencem a uma população com determinadas caraterísticas (idade, sexo, grupo étnico, perfil de risco e outras caraterísticas que o médico considere importantes), o que permite a comparação com os participantes em estudos de investigação.
   - **Eu defendo** a intervenção. O termo "intervenção" não se refere apenas ao tratamento, mas também à exposição/etiologia, aos testes de diagnóstico e à prevenção. Assim, tem algo a ver com a atividade clínica em que se está a pensar.
   - **C** é o padrão de comparação ou de referência. A comparação pode envolver uma intervenção ou avaliação em relação a outra

abordagem, potencialmente mais inovadora. Pode estabelecer uma "base de referência ou equivalente" ou comparar com "não fazer nada".

- **O** é o resultado. Centra-se nas necessidades e preferências do doente e não apenas na obtenção dos "melhores resultados", tendo em conta os potenciais efeitos secundários, os custos ou o esforço necessário para alcançar os resultados.
- **S** significa tipos de estudos. Existem muitos tipos de conceção de estudos. Devemos procurar o melhor tipo de conceção de estudo que possa dar resposta à questão que nos preocupa.

No **Quadro 1**[58] são apresentados exemplos de quatro tipos de perguntas PICO.

2. DETERMINAR O NÍVEL DE EVIDÊNCIA- Existem diferentes estudos de investigação disponíveis para diferentes tipos de questões clínicas. Nem sempre é possível encontrar uma revisão sistemática ou uma meta-análise. Por vezes, as evidências de estudos de caso-controlo ou de coorte bem realizados são superiores às de ensaios clínicos aleatórios mal concluídos. Podem existir quatro tipos de questões clínicas:

1. Terapia ou prevenção,

2. Dano ou etiologia,

3. Diagnóstico e

4. Prognóstico.

Descreve as provas mais relevantes com base no tipo de inquérito que devemos procurar **(Quadro 2)**[59].

3. PESQUISA DA EVIDÊNCIA - Um dos passos mais importantes na recolha de informação para apoiar os juízos clínicos é a formulação do inquérito. Inicialmente, existem 3 passos para procurar as provas:

1. Identificação de palavras-chave e termos MeSH.

2. Pesquisa de fontes secundárias.

3. Procurar as fontes primárias.

Pesquisa de "termos de pesquisa" e de fontes secundárias

O termo de pesquisa deve estar relacionado com os componentes do quadro PICO no **Quadro 3**[46].

Os termos de pesquisa podem ser encontrados no sítio Web MEDLINE através do Ovid em "MeSH". De seguida, utiliza-se "OR" para combinar frases com significados semelhantes e "AND" para misturar termos de categorias distintas. Existem dois tipos de estudos de investigação: o primeiro é a investigação primária, que inclui estudos experimentais e observacionais, ensaios clínicos e inquéritos, e a investigação secundária, que retira conclusões dos estudos primários[56]. A investigação secundária consiste em revisões sistemáticas, meta-análises, diretrizes de prática baseadas na evidência, tópicos avaliados criticamente, análises de decisão/ferramentas de decisão e relatórios de desenvolvimento de consensos[56].

A pesquisa deve ser iniciada pela pesquisa de literatura pré-avaliada (investigação secundária) antes de efetuar pesquisas em bases de dados para a literatura primária[56,60,61]. Estes recursos oferecem avaliação e classificação dos dados, talvez evitando a necessidade de uma exploração adicional em profundidade. Os recursos primários baseados na evidência em medicina dentária são

- Base de dados de revisão sistemática da ADA.

- Jornal de Odontologia Baseada em Evidências.

- A Biblioteca Cochrane.

- Medicina Dentária baseada em evidências.

A literatura secundária sintetiza, filtra e avalia a literatura primária de investigação[56]. Os dados de melhor qualidade pertinentes a uma questão clínica são fornecidos por revisões sistemáticas bem concebidas e executadas. Estes recursos oferecem resumos abrangentes e revisões sistemáticas de vários tópicos de medicina dentária. Um grau mais elevado de processamento é representado por diretrizes de prática clínica, em que a evidência é examinada mais aprofundadamente para gerar recomendações clínicas. Na investigação secundária, é produzida uma estimativa do efeito combinado através da combinação dos resultados dos estudos primários com o risco de enviesamento de todos os estudos incluídos.

Dependendo do tipo de investigação, a EBD sugere uma classificação das concepções de investigação, começando pelas que reduzem o enviesamento. Quando se investiga a terapia ou a prevenção, os ensaios aleatórios controlados (RCT) são preferíveis aos estudos observacionais. Para investigações sobre danos, causas e prognóstico, são recomendados estudos observacionais adequados. Nas questões de diagnóstico, a maioria dos desenhos de estudo são transversais[62].

Existem diferentes tipos de bases de dados que indexam os periódicos. Para encontrar provas, deve ser pesquisada mais do que uma base de dados[61]. As bases de dados mais frequentemente utilizadas são:

- O CDSR e o DARE, que se encontram na Biblioteca Cochrane e podem ser acedidos através do sítio Web da Colaboração Cochrane.

- PubMed, que inclui MEDLINE

- CINHAL, acrónimo de Cumulative Index to Nursing and Allied Health Literature.

4. AVALIAÇÃO DAS PROVAS - Aqui, as provas devem ser objeto de uma avaliação exaustiva quanto à sua validade, influência e relevância, uma vez identificadas. Este processo inclui a verificação da eliminação de potenciais enviesamentos e a garantia da utilização de técnicas estatísticas adequadas. Os resultados são resumidos de forma adequada para que se possa tomar uma decisão com base na sua importância clínica[63]. Os estudos também podem ser afectados por vieses e factores de confusão. Um estudo de investigação bem concebido visa atenuar estes problemas através de métodos como a utilização de grupos de controlo, a aleatorização e técnicas de cegamento. De acordo com o centro de MBE da Universidade de Oxford (CEBM), a pesquisa deve ser capaz de abordar os seguintes 4 pontos importantes:

i. Esta investigação aborda uma questão clara e específica?

ii. Este estudo utilizou métodos robustos e fiáveis para investigar a questão de investigação? A aleatorização dos grupos garante caraterísticas de base comparáveis e a utilização de instrumentos de medição válidos e fiáveis é crucial para a validade de um estudo.

iii. Os resultados fiáveis desta investigação são significativos?

iv. Os meus doentes podem beneficiar destes resultados significativos?

Se a resposta a todas elas for "sim", então podemos aplicar o tratamento aos doentes.

5. **APLICAÇÃO DA INFORMAÇÃO DO PACIENTE** - A aplicação de todo o conhecimento que foi aprendido a partir dos dados às circunstâncias únicas de cada paciente é a fase mais importante. Antes de aplicar os resultados disponíveis aos doentes, temos de procurar responder às seguintes questões:

a. Que qualidades possuem os participantes na investigação? Assemelham-se aos meus pacientes? É necessário procurar as caraterísticas iniciais dos participantes no estudo . Devemos também examinar os critérios inclusivos e exclusivos do estudo.

b. Os ambientes são comparáveis aos que temos? Os cuidados médicos são acessíveis?

c. Que outras opções existem?

d. As vantagens excedem as desvantagens e os riscos?

e. Os resultados são adequados para o doente?

É necessário avaliar o risco do doente em relação ao resultado, que pode ser maior ou menor do que o do grupo de controlo. O benefício do tratamento aumentará normalmente à medida que aumenta o perigo ou a gravidade da doença, mas os danos manter-se-ão normalmente constantes. Por conseguinte, o tratamento vale os riscos potenciais quando os indivíduos estão suficientemente em risco ou quando a sua doença é suficientemente grave[64].

6. **AVALIAÇÃO DA EFICÁCIA DA APLICAÇÃO DA EBD NUM PACIENTE** - O procedimento da medicina dentária baseada na evidência termina com esta fase. O objetivo é avaliar até que ponto o processo de tomada de decisão baseado em provas foi bem utilizado, bem como a eficácia da intervenção e os resultados clínicos. Se um doente reagir de forma diferente, é necessário investigar porque é que alguns doentes não reagiram às modificações previstas e o que pode ser feito para o alterar[65,55,66].

A investigação clínica pode ser efectuada através de um estudo experimental ou de um estudo observacional. Nos estudos observacionais, o investigador observa os doentes ao longo do tempo (estudos longitudinais) ou num ponto específico do tempo (estudos transversais). Nos estudos experimentais, a intervenção é controlada pelo investigador. Se a observação for feita avançando e recolhendo novos dados, então o estudo é prospetivo; se os dados já existirem sob qualquer forma, então é um estudo retrospetivo.

1 Estudos experimentais

Pode ser controlada ou não controlada. A investigação não controlada oferece muito poucas provas e não deve ser aplicada a um tratamento direto. Estes estudos podem ser realizados no início de uma área de estudo para investigar a segurança de uma nova intervenção, para detetar efeitos secundários inesperados e para recolher informações de base para a conceção de ensaios mais conclusivos.

a) *aleatórios controlados*

Servem de referência para a avaliação de toda a investigação clínica. O facto de a aleatorização manter os grupos de estudo tão semelhantes quanto possível desde o início, juntamente com outros elementos de conceção. Os ensaios clínicos aleatórios (ECA), que contêm caraterísticas como ocultação, justificação do tamanho da amostra, medidas de resultados apropriadas e análise estatística, têm a melhor hipótese de evitar enviesamentos. Qualquer elemento ou procedimento que contribua para desviar os resultados ou conclusões do estudo da realidade constitui um viés e pode levar a uma sobrestimação ou subestimação do impacto de uma intervenção[67]. Como a investigação metodológica demonstrou, os estudos concluem frequentemente que um tratamento é eficaz quando pode não o ser e sobrestimam o benefício mesmo quando este é verdadeiro, devido a enviesamentos e a concepções incorrectas[69-70]. Um ensaio clínico aleatório é um dos métodos mais simples e eficazes de investigação científica, uma vez que utiliza a aleatorização para atribuir os tratamentos. Em qualquer estudo humano, pode haver um vasto leque de variáveis não identificadas, como factores genéticos ou de estilo de vida, que podem afetar os resultados. Quando implementada corretamente, a aleatorização reduz a possibilidade de estas variáveis não identificadas causarem desequilíbrios significativos entre os grupos de estudo. Deve ser feita uma atribuição aleatória para a sequência de atribuição. Embora o lançamento de uma moeda possa fazer isso, as sequências geradas por computador ou as tabelas de números aleatórios são utilizadas com mais frequência. Como existe a possibilidade de os participantes do estudo adivinharem a ordem, é impróprio usar datas de nascimento pares ou ímpares, números de prontuário ou qualquer outra sequência alternada. Estes ensaios não são aleatórios, apesar do termo "pseudo-" ou "quasi-aleatório" ser usado ocasionalmente.

A ocultação é outra caraterística importante dos ensaios clínicos aleatórios: num ensaio "duplamente cego", o doente e o investigador não têm conhecimento da sua colocação nos grupos experimental ou de controlo. Embora esta conceção seja problemática em muitas investigações importantes, funciona melhor quando o grupo de controlo recebe um medicamento placebo idêntico ou uma intervenção "simulada". Poucos pacientes consentiriam em participar numa investigação quando o grupo de controlo fosse submetido a cirurgia ortognática ou da ATM sob falsos pretextos. Uma vez que tanto o paciente como o investigador que efectua a cirurgia têm conhecimento da intervenção, os ensaios cirúrgicos são, por definição, estudos "abertos". No entanto, existem mais três grupos ou indivíduos que podem tornar-se cegos. O paciente precisa de ser devidamente informado sobre a importância de evitar "dar dicas" sobre a intervenção, e o cirurgião que realizou a operação não pode ser o investigador que avalia o resultado. Apesar de uma cicatriz cirúrgica normalmente denunciar a intervenção, este facto deve ser tido em conta no planeamento da medida do resultado. Os investigadores e o(s) estatístico(s) que realizam a análise de dados são as outras duas partes que podem permanecer anónimas e que escrevem os resultados do ensaio. Embora seja cada vez mais comum ocultar o estatístico, é menos comum ocultar o investigador que está a produzir o relatório. Particularmente na literatura periodontal, dois desenhos distintos de RCT - boca dividida e ensaios cruzados - têm sido utilizados na investigação dentária. Estas concepções requerem amostras mais pequenas para detetar um efeito de tratamento, mas são mais arriscadas e podem não ser adequadas, a menos que se verifiquem determinadas condições.

2 Estudos observacionais

Os ensaios clínicos aleatórios não são capazes de responder a todas as preocupações clínicas. Em determinadas circunstâncias, podem não ser necessários, adequados, moralmente justos ou praticamente possíveis, ou podem ainda não ter sido efectuados. Em geral, os ensaios clínicos aleatórios ou, se disponíveis, as meta-análises fornecem as melhores respostas às preocupações sobre a terapêutica; em contrapartida, os estudos observacionais (frequentemente designados por "epidemiológicos") podem ser mais adequados para responder a questões sobre o diagnóstico, o prognóstico e a causalidade. Os estudos observacionais, que são comuns em medicina dentária, podem ser particularmente difíceis de organizar e executar de forma a minimizar o enviesamento. Consequentemente, é crucial avaliar a validade destas investigações utilizando as técnicas de avaliação crítica.

Seguem-se algumas das variedades mais comuns de estudos.

a) O estudo de coorte

Os estudos de coorte são um tipo de conceção de investigação utilizado principalmente nas ciências médicas e da saúde para examinar a forma como um grupo de pessoas é afetado ao longo do tempo por exposições, terapias ou potenciais factores de risco. Inclui-se na categoria dos estudos observacionais, em que os participantes são observados pelos investigadores sem qualquer intervenção direta. Estes são os principais componentes e atributos de um estudo de coorte.

1. Conceção do estudo: Os estudos de coorte começam com um grupo definido de pessoas (a coorte) que partilham uma caraterística ou experiência comum. Esta pode ser a exposição a um determinado fator de risco (por exemplo, tabagismo, hábitos alimentares) ou a pertença a um grupo demográfico específico (por exemplo, grupo etário, profissão).

2. Carácter longitudinal: Os participantes num estudo de coorte são seguidos durante um período de tempo, que pode ir de meses a décadas. Durante este período, os investigadores recolhem dados sobre vários factores, tais como resultados de saúde, incidência de doenças, taxas de mortalidade e alterações no estado de exposição.

3. **Tipos de coortes**:

a) **Coorte prospetiva**: Os participantes são identificados e seguidos no futuro para observar os resultados à medida que estes ocorrem.

b) **Coorte retrospetiva:** Os investigadores começam por identificar resultados que já ocorreram num grupo de pessoas e, em seguida, olham para trás para ver se existem caraterísticas ou exposições comuns entre as pessoas com o resultado em comparação com as que não o têm.

4. Medidas de resultado: Os estudos de coorte avaliam normalmente a forma como a exposição a um determinado fator afecta o risco de desenvolver uma doença ou patologia. Podem também avaliar o impacto de intervenções ou tratamentos ao longo do tempo.

5. Pontos fortes:

   - Permite o estudo de exposições ou resultados raros, uma vez que podem ser seguidas grandes coortes durante um longo período.

   - Sequência temporal: Estabelece o momento da exposição e do resultado, ajudando a inferir a causalidade.

   - Pode medir vários resultados e estudar várias exposições em simultâneo.

6. Desafios:

   - Dispendioso e moroso, especialmente para coortes prospectivas.

   - Perda de acompanhamento: Os participantes podem desistir ao longo do tempo, o que pode enviesar os resultados.

   - Suscetível a factores de confusão que podem influenciar a relação entre a exposição e o resultado.

7. **Aplicações:** Os estudos de coorte são amplamente utilizados em epidemiologia, investigação em saúde pública e medicina clínica para investigar a história natural das doenças, identificar factores de risco, avaliar medidas preventivas e avaliar a eficácia dos tratamentos ou intervenções.

b) O estudo de caso-controlo

Um estudo caso-controlo é um tipo de estudo observacional normalmente utilizado na investigação médica para identificar factores ou exposições que possam contribuir para um resultado específico, como uma doença ou patologia. Segue-se uma explicação das principais caraterísticas e da metodologia de um estudo caso-controlo:

1. **Conceção do estudo:** Num estudo caso-controlo, os investigadores começam por identificar um grupo de indivíduos que têm o resultado de interesse (casos) e comparam-nos com um grupo de indivíduos que não têm o resultado (controlos). Os grupos são selecionados com base no seu estado de doença no início do estudo, em vez de serem seguidos ao longo do tempo.

2. **Seleção dos casos:** Os casos são indivíduos que têm a doença ou condição específica que o estudo pretende investigar. Estes casos são

normalmente identificados a partir de hospitais, clínicas, registos ou outros registos de saúde.

3. **Seleção dos controlos:** Os controlos são indivíduos que não têm a doença ou condição em estudo, mas que são semelhantes aos casos em termos de idade, sexo e outras caraterísticas relevantes. São selecionados a partir da mesma população de onde são retirados os casos, utilizando frequentemente métodos como a amostragem aleatória ou a correspondência de frequências.

4. **Recolha de dados**: Uma vez identificados os casos e os controlos, os investigadores recolhem informações sobre exposições passadas, comportamentos ou outros factores relevantes que possam estar potencialmente associados à doença ou patologia. Esta informação é normalmente recolhida através de entrevistas, questionários ou análise de registos médicos.

5. **Análise:** A análise principal de um estudo caso-controlo consiste em comparar a frequência ou as probabilidades de exposição a um determinado fator entre casos e controlos. Esta comparação ajuda a determinar se a exposição está associada a um risco maior ou menor de desenvolver a doença.

6. **Pontos fortes:**
- Eficiente para estudar doenças ou resultados raros porque os casos podem ser identificados mais facilmente.
- Permite o estudo de múltiplas exposições ou factores de risco em simultâneo.
- Relativamente rápido e económico em comparação com os estudos de coorte.

7. **Desafios:**
- Vulnerável ao enviesamento da memória: Os participantes podem ter dificuldade em recordar com exatidão as exposições passadas, especialmente se tiverem conhecimento do seu estado de doença.
- Viés de seleção: A seleção dos controlos e dos casos tem de ser feita cuidadosamente para garantir que são representativos da população de onde foram retirados.
- Não é possível estabelecer a causalidade: Ao contrário das concepções experimentais, os estudos de caso-controlo não podem estabelecer uma relação de causa-efeito entre a exposição e o resultado; apenas podem identificar associações.

8. **Aplicações:** Os estudos de caso-controlo são amplamente utilizados em epidemiologia e investigação clínica para investigar as causas das doenças, identificar factores de risco, avaliar a eficácia dos tratamentos e informar as estratégias de saúde pública.

c) Estudo transversal

Um estudo transversal é um tipo de conceção de investigação observacional que envolve a recolha de dados de uma população num único ponto no tempo. Ao contrário dos estudos de coorte ou dos estudos de caso-controlo, que seguem os indivíduos ao longo do tempo ou comparam grupos com e sem uma determinada doença, os estudos transversais fornecem uma imagem instantânea de uma população num momento específico. Eis as principais caraterísticas e aspectos dos estudos transversais:

1. **Conceção do estudo:** Num estudo transversal, os investigadores recolhem dados de uma amostra de indivíduos (ou, por vezes, de toda a população) num único momento. O objetivo é avaliar a prevalência de resultados de saúde, comportamentos, exposições ou outras variáveis de interesse nesse momento.

2. **Recolha de dados:** Os dados em estudos transversais são normalmente recolhidos através de inquéritos, entrevistas ou medições diretas. Os investigadores recolhem informações sobre variáveis como dados demográficos, estado de saúde, comportamentos e factores de risco dos participantes.

3. **Instantâneo no tempo:** Ao contrário dos estudos longitudinais que acompanham os indivíduos ao longo do tempo, os estudos transversais não envolvem acompanhamento. Fornecem uma "secção transversal" ou uma fotografia instantânea da população num momento específico, permitindo aos investigadores examinar as relações entre as variáveis nesse momento.

4. **Medidas de prevalência:** Os estudos transversais calculam frequentemente as taxas de prevalência de doenças, condições ou comportamentos na população estudada. Por exemplo, podem avaliar a prevalência de hipertensão, hábitos tabágicos ou taxas de vacinação numa amostra de adultos.

5. **Pontos fortes**

- Rápido e económico: Os estudos transversais podem ser efectuados de forma relativamente rápida e com menos recursos do que os estudos longitudinais.
- Útil para a criação de hipóteses: Podem identificar associações entre variáveis e gerar hipóteses para investigação posterior.
- Capturar uma imagem instantânea das caraterísticas da população: Fornecer uma visão abrangente do estado de saúde ou dos comportamentos da população num determinado momento.

6. Limitações

- Não é possível estabelecer a causalidade: Os estudos transversais apenas mostram associações entre variáveis num único momento e não podem determinar a direção da causalidade.
- Vulnerável a enviesamentos: Podem ocorrer enviesamentos de seleção e de informação, que afectam a exatidão e a generalização dos resultados.
- Limitado para o estudo de doenças raras: Uma vez que se baseiam na prevalência e não na incidência, os estudos transversais podem não ser ideais para doenças raras ou problemas de saúde emergentes.
7. **Aplicações:** Os estudos transversais são normalmente utilizados em epidemiologia, investigação em saúde pública e ciências sociais para descrever a prevalência de doenças, comportamentos ou outros factores nas populações. Também são úteis para identificar padrões e tendências na saúde e na utilização dos cuidados de saúde.

3. Relatos de casos e séries de casos

Os relatos de casos e as séries de casos são tipos de publicações de investigação médica e científica que descrevem e analisam experiências clínicas, novos tratamentos e resultados inesperados. São valiosos na área médica por partilharem ideias e contribuírem para o conjunto de conhecimentos, especialmente sobre doenças raras ou invulgares.

i) *Relatório de caso*

Um relatório de caso é uma apresentação pormenorizada da história clínica, dos sintomas, do diagnóstico, do tratamento e do acompanhamento de um único doente. Centra-se frequentemente em ocorrências invulgares ou novas, fornecendo informações sobre doenças novas ou raras, potenciais efeitos secundários de tratamentos ou resultados inesperados.

Caraterísticas importantes:

- Descrição pormenorizada de um único caso.

- Análise aprofundada do estado do doente e do seu tratamento.

- Centrar-se em doenças, tratamentos ou resultados novos ou raros.

- Pode destacar apresentações invulgares de doenças comuns.

- Inclui frequentemente uma revisão da literatura relevante para contextualizar os resultados.

ii)   Série de casos

Uma série de casos é um estudo descritivo que acompanha um grupo de doentes com um diagnóstico semelhante ou submetidos ao mesmo tratamento. Ao contrário de um relato de caso único, uma série de casos envolve vários casos, fornecendo mais dados e permitindo alguma análise de tendências e resultados.

Caraterísticas importantes

- Descrição de casos múltiplos com condições ou tratamentos semelhantes.

- Permite a identificação de padrões, pontos comuns e variações.

- Pode fornecer provas mais sólidas do que um relato de caso único devido a uma amostra de maior dimensão.

- Ajuda a compreender a gama de apresentações clínicas, os resultados e as respostas aos tratamentos.

- Pode ser retrospetiva (analisando casos passados) ou prospetiva (acompanhando os doentes ao longo do tempo).

<u>Importância</u>:

- Servir de alerta precoce para doenças novas ou raras.

- Fornecer informações clínicas pormenorizadas e conhecimentos práticos.

- Pode gerar hipóteses para investigação futura.

- Útil para a educação e formação de profissionais médicos.

<u>**Limitações:**</u>

- Falta de generalização devido à pequena dimensão da amostra.

- Potencial de enviesamento e falta de grupos de controlo.

- Não é possível estabelecer a causalidade ou fornecer uma análise estatística sólida.

Os relatos de casos e as séries de casos são frequentemente os primeiros passos no reconhecimento de novas doenças, na descoberta de novos efeitos secundários e na identificação de novos tratamentos, abrindo caminho para estudos maiores e mais rigorosos.

4. Estudos integrativos

Um estudo integrativo, frequentemente designado por revisão integrativa, é um tipo de investigação que sintetiza sistematicamente a literatura empírica e teórica do passado para proporcionar uma compreensão abrangente de um determinado tópico ou fenómeno. Este método permite a integração de diversos tipos de resultados de investigação, incluindo estudos quantitativos e qualitativos, para gerar novas perspectivas e conhecimentos. Os estudos integrativos são ferramentas valiosas para fazer avançar o conhecimento e informar a prática em vários domínios, fornecendo uma visão geral sintetizada e abrangente da investigação existente.

Caraterísticas principais de um estudo integrado:

1. **Âmbito alargado:** Os estudos integrativos abrangem frequentemente uma vasta gama de estudos e fontes para proporcionar uma visão holística do tema de investigação.
2. **Inclusão de vários tipos de estudos:** Ao contrário das revisões sistemáticas ou meta-análises, que podem centrar-se exclusivamente em estudos quantitativos, as revisões integrativas incluem uma mistura de investigação quantitativa, qualitativa e teórica.
3. **Síntese dos resultados:** O objetivo é sintetizar os resultados de diferentes estudos para tirar conclusões mais amplas e identificar padrões, lacunas e orientações para investigação futura.
4. **Avaliação crítica:** As revisões integrativas avaliam criticamente os estudos incluídos, avaliando a sua qualidade, metodologia e relevância para a questão de investigação.

5. **Desenvolvimento de teorias**: Podem contribuir para o desenvolvimento da teoria através da integração de resultados de diversos estudos, que podem fornecer novas perspectivas ou propor novos quadros teóricos.

Importância

- Fornece uma compreensão abrangente de tópicos complexos através da integração de diversas fontes de evidência.

- Identifica lacunas na investigação existente, orientando estudos futuros.

- Aumenta a generalização e a aplicabilidade dos resultados da investigação, combinando resultados de vários contextos.

Aplicações:

- Ciências da saúde para o desenvolvimento de orientações práticas baseadas em provas.

- Ciências sociais para a compreensão de fenómenos sociais complexos.

- Educação para a integração da investigação sobre os métodos de ensino e os resultados da aprendizagem.

- Elaboração de políticas, fornecendo uma ampla base de dados para decisões informadas.

Limitações:

- Potencial de enviesamento se a pesquisa bibliográfica não for exaustiva.

- Desafios na síntese de diversos tipos de dados e metodologias.

- Pode exigir muito tempo e recursos para efetuar uma análise exaustiva.

A medicina baseada em provas era praticada mesmo antes de a medicina dentária ter surgido neste campo, pelo que as palavras e a conversa foram adoptadas a partir da mesma. Existe uma hierarquia de provas como uma pirâmide que explica as melhores provas possíveis no topo e, à medida que subimos de baixo para cima, a qualidade das provas melhora em conformidade.

A EBD é uma responsabilidade partilhada entre investigadores e terapeutas. Os dentistas utilizam a investigação mais recente nas suas clínicas e tomam decisões sobre a melhor forma de tratamento e os materiais a utilizar nesses casos, pelo que também devemos esperar que os investigadores concebam e realizem eficazmente estudos independentes. A adoção de uma medicina dentária baseada em provas garante que a prestação de cuidados de saúde aumentará em qualidade, eliminando métodos ineficazes ou inadequados e implementando os que funcionam.

A medicina dentária baseada em evidências ganhou rapidamente popularidade devido a quatro constatações. São elas:

1. Todos os dias necessitamos de informações sobre o diagnóstico, o prognóstico, a terapêutica e a prevenção.

2. As fontes tradicionais são inadequadas.

3. As nossas capacidades de diagnóstico e de julgamento clínico melhoram com a experiência e os conhecimentos actualizados, enquanto o nosso desempenho clínico diminui em comparação.

4. Devido aos nossos recursos financeiros limitados, só podemos dispensar alguns segundos por doente para encontrar e absorver estas provas.

A criação da revista sobre medicina dentária baseada em provas apareceu pela primeira vez como um suplemento do BDJ em 1998 e mais tarde tornou-se uma revista autónoma em 2000[71]. O primeiro centro de medicina dentária baseada em provas foi criado no ano 2000 em Davangere (Índia). No ano 2001, a revista de prática dentária baseada em provas foi estabelecida pela primeira vez nos Estados Unidos[71,72].

O envolvimento numa prática baseada em provas requer a procura das provas existentes, a avaliação da sua fiabilidade e, em seguida, a utilização das provas mais fiáveis para orientar as decisões sobre a prestação de cuidados.

A força da evidência determina a classificação da evidência através de regras estabelecidas. As melhores provas disponíveis são as revisões sistemáticas e os ensaios de controlo aleatórios, marcados como nível 1, enquanto as mais baixas são o relato de casos e a opinião de peritos, marcados como nível 4. Com esta ajuda, podemos escolher a melhor forma de evidência.

Existe uma hierarquia de provas que se baseia no grau de fiabilidade **(Fluxograma 1)**[73].

Revisão sistemática e meta-análise de nível 1 (norma de ouro); Ensaios de controlo aleatórios

Nível 2- estudos de coorte

Nível 3 - estudos de caso-controlo

Nível 4 - relatos de casos, estudos em animais, estudos in vitro[74].

O novo currículo de medicina dentária das escolas de medicina dentária iranianas inclui a prática da EBD desde 2010. Todas as escolas de medicina dentária utilizaram vários conteúdos e abordagens para lecionar esta disciplina, seguindo o exemplo dado por outros países.

Estima-se que menos de 10% dos tratamentos dentários são apoiados por investigação dentária fiável. O facto de poder ser difícil, avassalador e demorado encontrar dados de alta qualidade é um dos principais obstáculos para os dentistas tomarem decisões baseadas em provas. Uma das razões para a complexidade da pesquisa é o aumento significativo do número de artigos publicados e o vasto número de recursos disponíveis para os clínicos desde o advento da Internet75. Os obstáculos à tomada de decisões baseada em provas ocorrem a vários níveis, incluindo os níveis individual, organizacional e sistémico. Eis algumas barreiras comuns:

Barreiras a nível individual

1. Falta de conhecimentos e de competências:

- Compreensão das provas: Dificuldade em interpretar dados estatísticos e resultados de investigação.

- Aptidões de investigação: Capacidade limitada para efetuar e aplicar investigação.

2. Barreiras de atitude:

- Resistência à mudança: Preferência por práticas tradicionais em detrimento de novos métodos baseados em provas.

- Viés de confirmação: Favorecer informações que confirmam crenças existentes.

3. Acesso aos recursos:

- Acesso limitado à investigação: Incapacidade de aceder a revistas ou bases de dados com assinatura.

- Restrições de tempo: Falta de tempo para analisar e aplicar os novos resultados da investigação.

Barreiras a nível organizacional

1. Factores culturais:

- Cultura organizacional: Falta de uma cultura que apoie e valorize as práticas baseadas em provas.

- Apoio da liderança: Apoio insuficiente ou incentivo da liderança para utilizar abordagens baseadas em provas.

2. Infra-estruturas e recursos

- Financiamento: Recursos financeiros limitados para apoiar a implementação de práticas baseadas em provas.

- Tecnologia: Tecnologia ou ferramentas inadequadas para aceder e aplicar os resultados da investigação.

3. Política e procedimentos:

- Políticas rígidas: Políticas organizacionais que não permitem flexibilidade para a implementação de novas práticas baseadas em evidências.

- Burocracia: Processos administrativos complexos que dificultam a tomada rápida de decisões.

Barreiras a nível sistémico

1. Factores do sistema de cuidados de saúde:

- Fragmentação: Falta de coordenação entre as diferentes partes do sistema de saúde.

- Barreiras regulamentares: Regulamentos que podem limitar a adoção de novas práticas baseadas em provas.

2. Factores económicos e políticos:

- Restrições económicas: Limitações orçamentais que restringem a adoção de novas práticas.

- Influências políticas: Pressões políticas e políticas que podem não estar alinhadas com recomendações baseadas em evidências.

3. Sistemas de ensino e formação:

- Currículo: Foco insuficiente na prática baseada em evidências em programas educacionais.

- Formação contínua: Falta de oportunidades de desenvolvimento profissional contínuo centradas na prática baseada em provas.

Estratégias para ultrapassar os obstáculos

1. Educação e formação:

- Desenvolvimento profissional: Proporcionar formação contínua e oportunidades de desenvolvimento centradas em práticas baseadas em provas.

- Programas de tutoria: Estabelecer sistemas de orientação e apoio para ajudar os indivíduos a desenvolverem competências na tomada de decisões com base em provas.

2. Apoio organizacional:

- Envolvimento da liderança: Envolver a liderança para apoiar e promover uma cultura de práticas baseadas em provas.

- Atribuição de recursos: Atribuir recursos suficientes, incluindo tempo e financiamento, para apoiar a implementação de práticas baseadas em provas.

3. Alterações sistémicas:

- Reforma política: Defender alterações políticas que facilitem a adoção de práticas baseadas em provas.

- Colaboração interdisciplinar: Promover a colaboração entre diferentes disciplinas e sectores para apoiar a tomada de decisões coordenadas e baseadas em provas.

4. Acesso à informação:

- Melhorar o acesso: Assegurar o acesso a investigação e bases de dados relevantes, possivelmente através de assinaturas institucionais ou parcerias.

- Utilização da tecnologia: Utilizar a tecnologia e os sistemas de informação para facilitar o acesso e a divulgação dos resultados da investigação.

Para ultrapassar estas barreiras, é necessária uma abordagem multifacetada que inclua o reforço das capacidades individuais, a transformação das culturas organizacionais e a defesa de mudanças sistémicas para apoiar a tomada de decisões baseadas em provas. **O fluxograma 3**[84] descreve os

principais elementos do modelo de plano de tratamento para a integração da
EBD no ensino da medicina dentária.

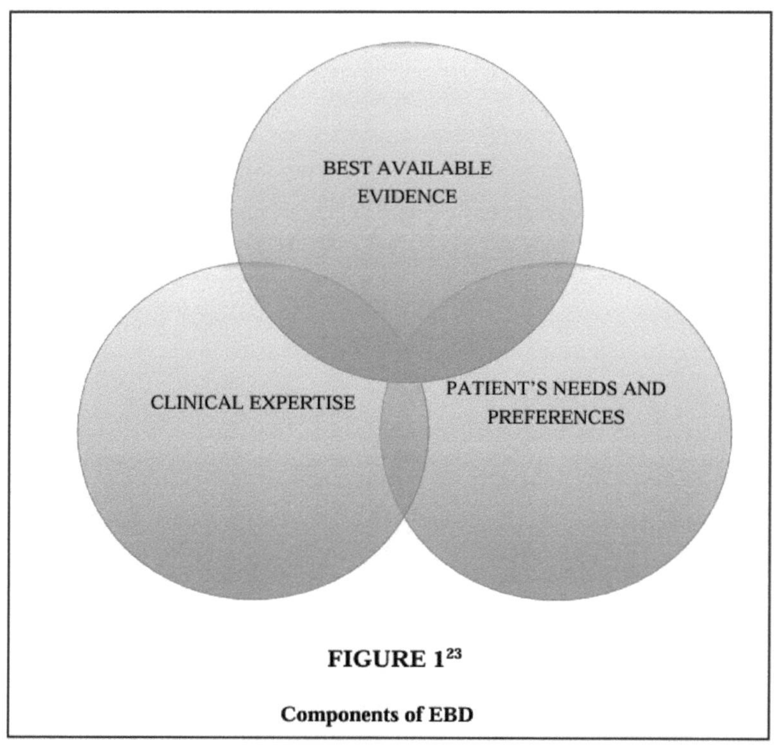

FIGURE 1[23]

Components of EBD

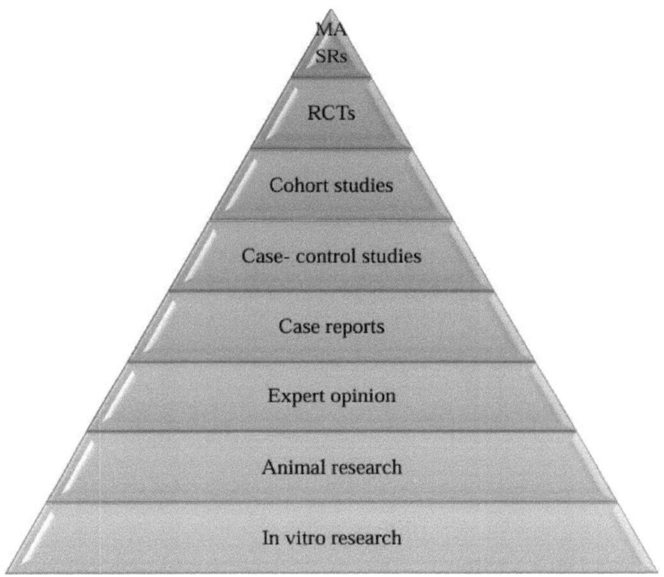

FLOWCHART[73]

Hierarchy of Evidence

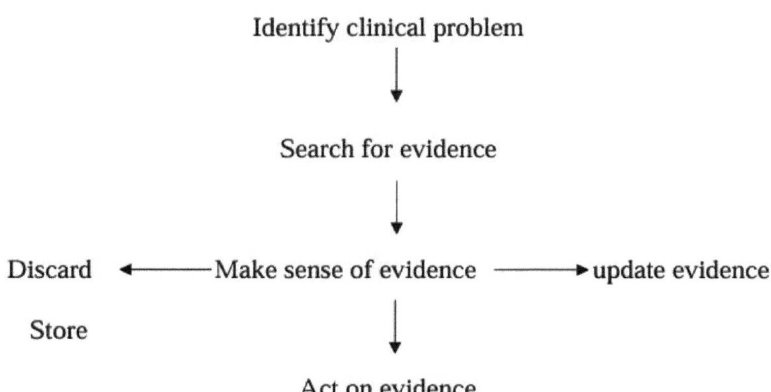

FLOWCHART 2[53]

Steps in the process of EBD

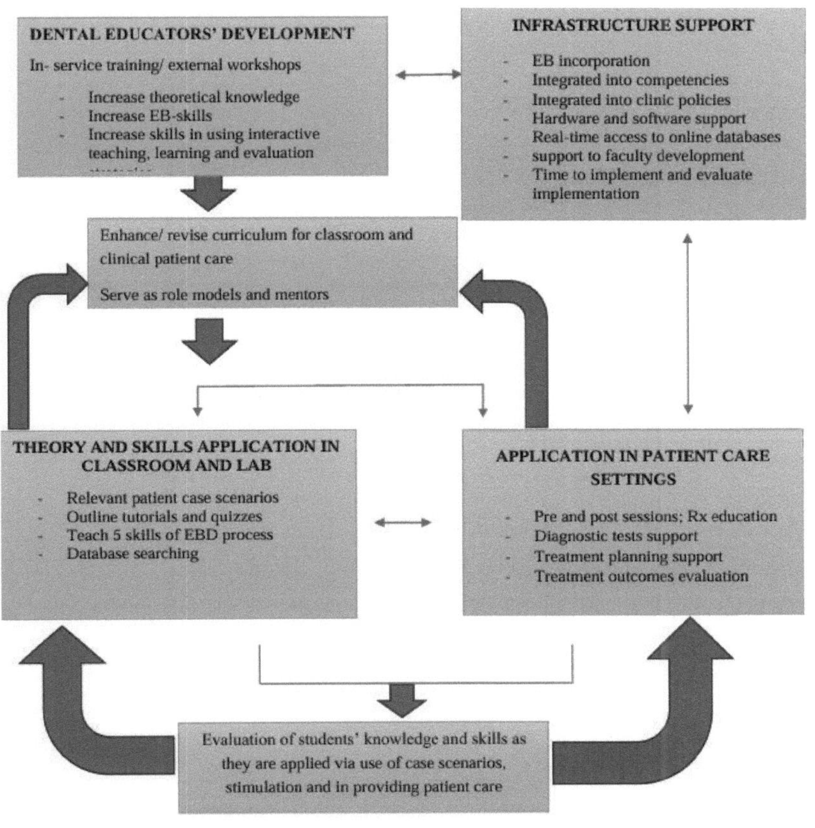

FLOWCHART 3[76]

Principais elementos do modelo de plano de tratamento para integrar a EBD no ensino da medicina dentária

Question: example question: what is the effect of antibiotic in preventing pin and complications after root canal therapy in patients with diabetes mellitus?	Patient/ population	Intervention or exposure	Comparison	Outcome
	Patients with diabetes mellitus	Use of antibiotics after RCT	No antibiotics/ placebo after RCT	Reduction in pain and complication
Harm or etiology: Does bottle feeding at night cause caries in children?	Children on bottle feeding	Bottle feeding at night	No bottle feeding at night/ water consumption only	Incidence of caries
Diagnostic: Is laser fluorescent technique able to diagnose proximal caries more accurately than bitewing radiographs?	Patients with high caries rate	Laser fluorescent	Bitewing radiographs	Diagnosis of proximal caries
Prognosis: Are patients with apical periodontitis at higher risk of failure of root canal therapy than the patients without apical periodontitis?	Patients with and without apical periodontitis	RCT	NA	Success and failure of the treatment

QUADRO 1[58]
Tipos de perguntas PICO

Type of question	Best study design
Diagnosis	Cross-sectional or prospective, blinded comparison to gold standard
Therapy	Randomized controlled trial> cohort study> case-control> case series
Prognosis	Cohort study> case-control> case series
Harm/ etiology	Cohort study> case-control> case series

QUADRO 2[59]

Concepções de estudo de acordo com o tipo de questão clínica

Clinical question: what is the success rate of direct pulp capping in patients with carious exposure of pulp?							
PICO framework	**Population**		**Intervention**		**Comparison**		**Outcome**
Simple search strategy	Carious pulp exposure	AND	Direct pulp capping	AND	Root canal treatment	AND	Asymptomatic AND no periapical radiolucency
Simple search strategy	Cariously exposed pulp	AND	pulpotomy	AND	Vital pulp therapy	AND	Survival rate AND success rate
Complex search strategy	Carious pulp exposure OR cariously exposed the pulp	AND	Direct pulp capping OR pulpotomy	AND	Root canal treatment OR vital pulp therapy	AND	Asymptomatic AND no periapical radiolucency OR survival rate AND success rate

QUADRO 3[46]

Termos de pesquisa baseados no quadro PICO

A medicina dentária baseada em evidências (EBD) integra as melhores evidências científicas disponíveis com os conhecimentos clínicos e os valores dos pacientes para melhorar os resultados dos cuidados dentários. Com raízes no campo mais vasto da medicina baseada em provas (MBE) que surgiu no início dos anos 90, a EBD foi formalizada no final dos anos 90 e início dos anos 2000 para adaptar estes princípios especificamente à medicina dentária. Organismos profissionais como a Associação Dentária Americana (ADA) têm sido fundamentais na promoção da EBD através de diretrizes, formação contínua e financiamento da investigação. No seu cerne, a EBD assenta em três princípios fundamentais: a melhor evidência disponível, a experiência clínica e os valores e preferências do paciente. A melhor evidência disponível deriva de investigação científica sistematicamente revista, sendo as meta-análises e as revisões sistemáticas consideradas o nível mais elevado de evidência, seguidas de ensaios clínicos aleatórios (ECA), estudos de coorte, estudos de caso-controlo e relatos de casos. Os conhecimentos clínicos envolvem as competências, a experiência e o discernimento dos dentistas, que são cruciais para interpretar e aplicar a evidência a casos individuais de pacientes. Entretanto, os valores e preferências dos doentes realçam a importância de compreender e respeitar o que os doentes querem e precisam, assegurando que os cuidados são adaptados a cada indivíduo. A colaboração interdisciplinar é essencial para o avanço da EBD. A colaboração entre profissionais de medicina dentária, investigadores e outros prestadores de cuidados de saúde promove cuidados abrangentes aos doentes e gera provas sólidas. A educação e a formação contínuas no domínio da DEB são também cruciais. A incorporação dos princípios da EBD nos currículos de medicina dentária e a oferta de oportunidades de formação contínua garantem que os profissionais se mantêm actualizados com as provas mais recentes. Por fim, a medicina dentária baseada em evidências representa uma mudança significativa de paradigma na prática dentária, enfatizando a integração de evidências científicas, conhecimentos clínicos e valores dos pacientes. Apesar dos desafios, são inegáveis os benefícios da EBD na melhoria dos resultados dos doentes, no reforço do desenvolvimento profissional e na otimização da utilização dos recursos. À medida que a tecnologia avança e as abordagens personalizadas se tornam mais prevalecentes, a EBD continuará a evoluir, moldando o futuro dos cuidados dentários. A adoção dos princípios da EBD é essencial para a prestação de cuidados dentários de elevada qualidade, centrados no doente e eficazes no século XXI.

Os profissionais de medicina dentária precisam de estabelecer estratégias que lhes permitam aplicar os resultados de estudos de investigação pertinentes, bem concebidos e orientados para a prática, se quiserem otimizar as suas competências, alcançar a excelência nas suas práticas e prestar serviços de elevada qualidade a um custo razoável. A EBD tornou-se uma componente essencial da medicina dentária. O nosso objetivo na EBD é tornarmo-nos aprendizes autónomos para o resto das nossas vidas. Para atingir este objetivo, o dentista deve operar a nível local e pensar globalmente. Este objetivo é alcançado através da incorporação dos princípios básicos da EBD nos currículos de licenciatura, da organização de conferências e workshops e da criação de equipas de provas e clubes de revistas. A metodologia de investigação, a interpretação estatística e a compreensão de que a EBD envolve cuidados ao doente em tempo real são essenciais. Espera-se que os dentistas se mantenham actualizados sobre os desenvolvimentos nas terapias dentárias, materiais e investigação no passado recente. A medicina dentária há muito que reconheceu o valor da evidência para todas as especialidades no ensino, uma vez que ajuda os profissionais a compreender a grande maioria dos dados científicos reais e apoia os julgamentos clínicos. A medicina dentária baseada em provas é um processo de aprendizagem baseado em problemas, orientado para si próprio, que se prolonga por toda a vida e que exige a disponibilidade de dados clinicamente relevantes relativamente ao diagnóstico, prognóstico, terapia e outras questões clínicas e médicas.

1. Akobeng AK. Saúde infantil baseada em evidências 1: princípios da medicina baseada em evidências. Arch Dis Child. 2005; 90:837-40.

2. Green S. Systematic reviews and meta-analysis (revisões sistemáticas e meta-análises). Singapore Med J. 2005; 46:270-73. quiz 274.

3. Kao RT. Os desafios da transferência da medicina dentária baseada em evidências para a prática. J Evid Based Dent Pract. 2006;6(1):125-128.

4. Ho K, Chockalingam A, Best A, Walsh G, Chockalingam A. Technology-enabled knowledge translation: building a framework for collaboration. CMAJ. 2003;168(6):710-711.

5. Shah HM, Chung KC. Archie Cochrane e a sua visão da medicina baseada em provas. Plast Reconstr Surg. 2009;124(3):982-988.

6. Abdellatif H, Dechow PC, Jones DL. Princípios da prática dentária baseada em provas (EBDP). Tex Dent J. 2011;128(2):155-164.

7. Kishore M, Panat SR, Aggarwal A, et al. Cuidados dentários baseados em provas: integração de conhecimentos clínicos com investigação sistemática. J Clin Diagn Res. 2014; 8:259-62. [PubMed: 24701551]

8. Kwok V, Caton JG, Polson AM, Hunter PG. Aplicação da medicina dentária baseada em provas: Da investigação à prática clínica periodontal. Periodontol 2000 2012; 59:61-74.

9. Haron IM, Sabti MY, Omar R. Consciência, conhecimento e prática de odontologia baseada em evidências entre os dentistas no Kuwait. Eur J Dent Educ. 2012; 16: e 47-52.

10. Ballini A, Capodiferro S, Toia M, Cantore S, Favia G, De Frenza G, et al. Medicina dentária baseada em evidências: o que há de novo? Int J Med Sci. 2007; 4:174-8.

11. Sutherland SE. Medicina dentária baseada em evidências: Parte IV. Conceção da investigação e níveis de evidência. J Can Dent Assoc. 2001; 67:375-8.

12. Hannes K, Norré D, Goedhuys J, Naert I, Aertgeerts B. Obstáculos à implementação da medicina dentária baseada em provas: um estudo baseado em grupos de discussão. J Dent Educ. 2008;72: 736-44.

13. Crawford JM, Briggs CL, Engeland CG. Viés de publicação e suas implicações para a tomada de decisões clínicas baseadas em evidências. J Dent Educ. 2010; 74:593-600.

14. Brignardello-Petersen R, Carrasco-Labra A, Glick M, Guyatt GH, Azarpazhooh A. Uma abordagem prática à medicina dentária baseada em provas. J Am Dent Assoc. 2014;145(11):1105 1107.

15. Kwok V. Aplicação da medicina dentária baseada em provas: da investigação à prática clínica periodontal. Periodontol 2000. 2012;59(1):61-74.

16. Illich, I. (1977). Limits to medicine. London. Penguin.

17. McKeown, T. (1976). The modern rise of populations. Londres. Arnold.

18. Cochrane, A. L. (1972). Effectiveness and efficiency: random reflections on health services (Eficácia e eficiência: reflexões aleatórias sobre os serviços de saúde). Londres, Nuffield Provincial Hospitals Trusts.

19. Sackett, D. e Rosenberg, W. (1995). Editorial convidado: On the need for evidence- based medicine. Health Economics, 4, 249-54.

20. McClone, P., Watt, R., e Sheiham, A. 92001). Opinião: Evidence-based dentistry: an overview of the challenges in changing professional practice. British Dental Journal' 190, 636-9.

21. Definition of Evidence-Based Dentistry (Trans.2001:462), em ADA Policy Statement on Evidence Based Dentistry.

22. Sackett DL, Rosenberg WM, Gray JA, Haynes RB, Richardson WS. Evidence based medicine: what it is and what it isn't (Medicina baseada em evidências: o que é e o que não é). BMJ. 1996;312(7023):71–72.

23. Masic I, Miokovic M, Muhamedagic B. Medicina baseada em provas - novas abordagens e desafios. Ata Inform Med. 2008;16(4):219-225.

24. Lawrence A., Richards D. Evidence based dentistry. British Dent Journal. 1995; 179: 270-273.

25. Sutherland S.E. The building blocks of evidence-based dentistry (Os blocos de construção da medicina dentária baseada em provas). J Can Dent Assoc. 2002; 66(5): 241-244.

26. Sutherland S.E. Medicina dentária baseada em evidências: parte IV. Conceção da investigação e níveis de evidência. J Can Dent Assoc. 2001; 67(7): 375-378.

27. McGlone P., Watt R., Sheiham A. Evidence-based dentistry: an overview of the challenges in changing professional practice. British Dental Journal. 2001; 190(12): 636-639.

28. Goldstein G.R. O que é a medicina dentária baseada em provas? Dent Clin of N America. 2002; 46(1): 1-9.

29. Healey D., Lyons K. Evidence-based practice in dentistry. New Zealand Dent Journ. 2002; 98: 32-35.

30. Bauer J., Chiappelli F., Spackman S., Prolo P., Stevenson R. Evidence-based dentistry: fundamentals for the dentist. Journal of the California Dental Association, 34:6, 427 432.

31. Ballini A., Capodiferro S., Toja M., Cantore S., Favia G., Frenza G.D., Grassi F.R. Evidence- based dentistry: what's new? Int J Med Sci. 2007; 4(3): 174-178.

32. Hannes K., Norre D., Goedhuys J., Naert I., Aertgeerts B. Obstáculos à implementação da medicina dentária baseada em provas: Uma história baseada num grupo de discussão. Journal of Dental Education. 2008 72(6): 736- 744.

33. Scarbecz M. Evidence-based dentistry resources for dental practitioners. Jornal da Associação Dentária do Tennessee. 2008; 88(2): 9-15.

34. Moss S.J. Medicina dentária baseada em provas - o nosso paradigma em desenvolvimento. Medicina dentária clínica contemporânea. 2010; 1(4): 208-209.

35. Prabhu S., John J., Saravanan S. Knowledge, Attitude and Perceived Barriers towards practice of Evidence Based Dentistry among Indian postgraduate dental students. Journal of Dental and Medical Sciences. 2012; 2(1): 46-51.

36. Kandululru A., Naganandini S., Aradhya S. medicina dentária baseada em provas. IJOCR. 2013; 1(1);14-19.

37. Sigurdsson A. Revisão baseada em evidências da prevenção de traumatismos dentários. Journal of endodontics. 2013; 35(2): 184-190.

38. Sohail K., Sabir S. odontologia baseada em evidências - uma revisão. Pak Armed Forces Med J.2014; 64(2): 360-63.

39. Kishore M., Panat S.R., Aggarwal A., Agarwal N., Upadhyay N., Alok Abhijeet. Evidence based dental care: integrating clinical expertise with systematic research. Journ of clinical and diag research. 2014 Feb, Vol-8(2):259-262.

40. Kiriakou J., Pandis N., Madianos P., Polychronopoulou A. Desenvolvimento de competências em medicina dentária baseada em evidências: como interpretar ensaios clínicos aleatórios e revisões sistemáticas. Progress in orthodontics. 2014 15:58.

41. Hinton R.J., McCann A.L., Schneiderman E.D., Dechow P.C. The winds of changed revisited: progress towards building a culture of evidence- based dentistry. J Dent Educ. 2015:79(5): 499-509.

42. Dhar V. Medicina dentária baseada em evidências: Uma visão geral. Contemp Clin Dent 2016; 7:293-4.

43.Mohindra K, Nirola A. Medicina dentária baseada em evidências: Aspectos futuros. J Int Clin Dent Res Organ 2017; 9:45-9.

44. Afrashtehfar K.I., Assery M.K. From dental science to clinical practice: knowledge translation and evidence-based dentistry principles (Da ciência dentária à prática clínica: tradução de conhecimentos e princípios de medicina dentária baseados em provas). The Saudi Dental Journal. 2017:29, 83-92.

45. Madhumala R. Odontologia baseada em evidências: uma visão geral. Revista Internacional de Ciências Dentárias Aplicadas 2018; 4(2): 30-32.

46. Sadaf D. How to apply evidence-based principles in clinical dentistry (Como aplicar princípios baseados em provas na medicina dentária clínica). J Multidisciplinary Healthcare (Cuidados de saúde multidisciplinares). 2019:12 131-136.

47. Wong G., Print M., Gerzina T. Understanding the impact of an evidence-based practice curriculum on oral health graduates. Foco na educação profissional de saúde: uma revista multiprofissional. 2019; 20(2): 55-74.

48. Mohammed Z., Sabbahi, Dania A. Desenvolvimento e implementação de um módulo de ensino de medicina dentária baseado

em provas numa universidade da Arábia Saudita. Jornal dentário egípcio. 2021; 67(1): 519-530.

49. Sellars S. Até que ponto a medicina dentária é baseada em provas? Da medicina dentária baseada em evidências à prática baseada em evidências. 2020; 299(1): 12-14.

50. Minja I.K., Lwoga E.T., Odontologia baseada em evidências entre dentistas em países de baixa e média renda: uma revisão sistemática. East African Health research J. 2021;5(2): 129 136.

51. Sunil M.P., Sinduja P., Priyadarshini R. Eficácia da compreensão do nível dos artigos selecionados para a formação em medicina dentária baseada em evidências. Eur. Chem. Bull. 2023, 12 (S2), 1221 - 1226.

52. Asgari I., Farahmand H., Ahmady A., Zahed M. Atitude dos estudantes de medicina dentária em relação à medicina dentária baseada em provas no Irão: Uma revisão sistemática. Dent Res J. 2023; 20:30.

53. Richards D, Lawrence A. Medicina dentária baseada em evidências. BDJ. 1995;7:270-273.

54. Daly. Essential Dental Public Health. 1ª ed. pg. 109-118, 2002.

55. Caldwell PH, Bennett T, Mellis C. Easy guide to searching for evidence for the busy clinician. J Paediatr Child Health. 2012;48(12):1095–1100.

56. Cronin P. Evidence-based radiology: step 3-primary literature validity (critical appraisal). Semin Roentgenol. 2009;44(3):153-157.

57.Armstrong EC. A questão clínica bem construída: a chave para encontrar a melhor evidência de forma eficiente. WMJ. 1999;98(2):25-28.

58. Brignardello-Petersen R, Carrasco-Labra A, Booth HA, et al. Uma abordagem prática à medicina dentária baseada em provas: como procurar provas para informar decisões clínicas. J Am Dent Assoc. 2014;145(12): 1262-1267.

59. Mithun Pai BH, Rajesh G, Shenoy R. Hierarquia da conceção da investigação: força da evidência na medicina dentária baseada na evidência. J Interdiscip Dent. 2012;2(3):158-163.

60. Gillette J. Em busca da excelência com uma medicina dentária baseada em provas. J Evid Based Dent Pract. 2009;9(3):125-128.

61. Kelly AM. Radiologia baseada em evidências: passo 2 - pesquisando a literatura (search). Semin Roentgenol. 2009;44(3):147-152.

62. Forrest JL, Miller SA. Traduzir a tomada de decisões baseada em evidências para a prática: Conceitos de EBDM e encontrar a evidência. J Evid Based Dent Pract. 2009;9(2):59-72.

63. Kotwal M, Hallikerimath RB, Shigh K, Gangadhar SA. Medicina dentária baseada em evidências: A ligação clínica à inovação. O Jornal da Sociedade Indiana de Dentisteria Protética. 2007;7(1):2- 4.

64. Maher MM, Hodnett PA, Kalra MK. Evidence-based practice in radiology: steps 3 and 4-appraise and apply interventional radiology literature. Radiology. 2007;242(3):658 670.

65. Sackett DL, Rosenberg WM, Gray JA, Haynes RB, Richardson WS. Evidence based medicine: what it is and what it isn't (Medicina baseada em evidências: o que é e o que não é). BMJ. 1996;312(7023):71–72.

66. Thomas MV, Straus SE. Medicina dentária baseada em evidências e o conceito de dano. Dent Clin North Am. 2009;53(1):23-32.

67. Jadad A. Bias in RCT's: beyond the sequence generation. In: Randomized Controlled Trials: A User's Guide. Londres: BMJ Publishing; 1998. p. 28-45.

68. Chalmers TC, Celano P, Sacks HS, Smith H Jr. Bias in treatment assignment in controlled clinical trials (enviesamento na atribuição de tratamentos em ensaios clínicos controlados). N Engl J Med 1983; 309(22):1358-61.

69. Antczak AA, Tang J, Chalmers TC. Avaliação da qualidade dos ensaios de controlo aleatório na investigação dentária. I. Métodos. J Periodontal Res 1986; 21(4):305-14.

70. Antczak AA, Tang J, Chalmers TC. Avaliação da qualidade de ensaios de controlo aleatórios na investigação dentária. II. Resultados: investigação periodontal. J Periodontal Res 1986; 21(4):315 21.

71. Kotwal M, Hallikerimath RB, Shigh K, Gangadhar SA. Medicina dentária baseada em evidências: A ligação clínica à inovação. O Jornal da Sociedade Indiana de Dentisteria Protética. 2007;7(1):2- 4

72. Burt, Ekland. Dentistry, Dental Practice & The Community. 7ª ed. Pg. 161-170, 2008.

73. Masic I, Miokovic M, Muhamedagic B. Medicina baseada em provas - novas abordagens e desafios. Ata Inform Med. 2008;16(4):219-225.

74. Caldwell PH, Bennett T, Mellis C. Easy guide to searching for evidence for the busy clinician. J Paediatr Child Health. 2012;48(12):1095–1100.

75. Sears, E.D., Burns, P.B., Chung, K.C., 2007. Os resultados dos estudos de resultados em cirurgia plástica: uma revisão sistemática de 17 anos de pesquisa em cirurgia plástica. Plast. Reconstr. Surg. 120(7), 2059-2065.

76. Forrest, J.L., 2006. Plano de tratamento para integrar a tomada de decisões baseada em evidências na educação dentária. J. Evid. Dent. Pract. 6(1), 72-78.

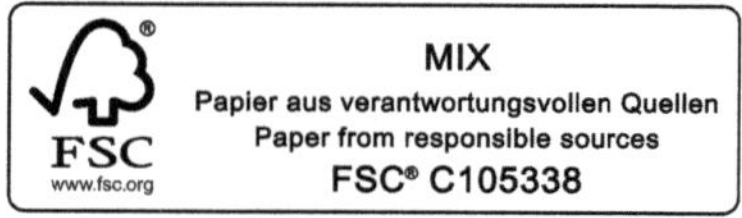

Printed by Books on Demand GmbH, Norderstedt / Germany